AF240399

SOCIÉTÉ DES SAUVETEURS DE LA SEINE

Séance annuelle, à la Sorbonne, du 3 Juin 1894

MÉTHODE

DES

TRACTIONS RYTHMÉES

DE LA LANGUE

PROCÉDÉ NOUVEAU DE SAUVETAGE.

Du Docteur LABORDE

Membre de l'Académie de Médecine

Directeur des Travaux de Physiologie à la Faculté de Médecine de Paris

CONFÉRENCE

Du Docteur G. DE BEAUVAIS

Médecin en chef des Sauveteurs de la Seine et de la Société Française de Sauvetage

Président de la Société de Médecine et de Chirurgie pratiques

Médecin en chef de Mazas

Officier de la Légion d'honneur et de l'Instruction publique

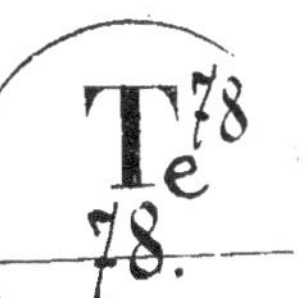

PARIS

TYPOGRAPHIE MORRIS PÈRE & FILS

64, RUE AMELOT, 64

1894

SOCIÉTÉ DES SAUVETEURS DE LA SEINE

Séance annuelle, à la Sorbonne, du 3 Juin 1894

MÉTHODE

DES

TRACTIONS RYTHMÉES

DE LA LANGUE

PROCÉDÉ NOUVEAU DE SAUVETAGE

Du Docteur LABORDE

Membre de l'Académie de Médecine

Directeur des Travaux de Physiologie à la Faculté de Médecine de Paris

CONFÉRENCE

Du Docteur G. DE BEAUVAIS

Médecin en chef des Sauveteurs de la Seine et de la Société Française
de Sauvetage

Président de la Société de Médecine et de Chirurgie pratiques

Médecin en chef de Mazas

Officier de la Légion d'honneur et de l'Instruction publique

PARIS

TYPOGRAPHIE MORRIS PÈRE & FILS

64, RUE AMELOT, 64

1894

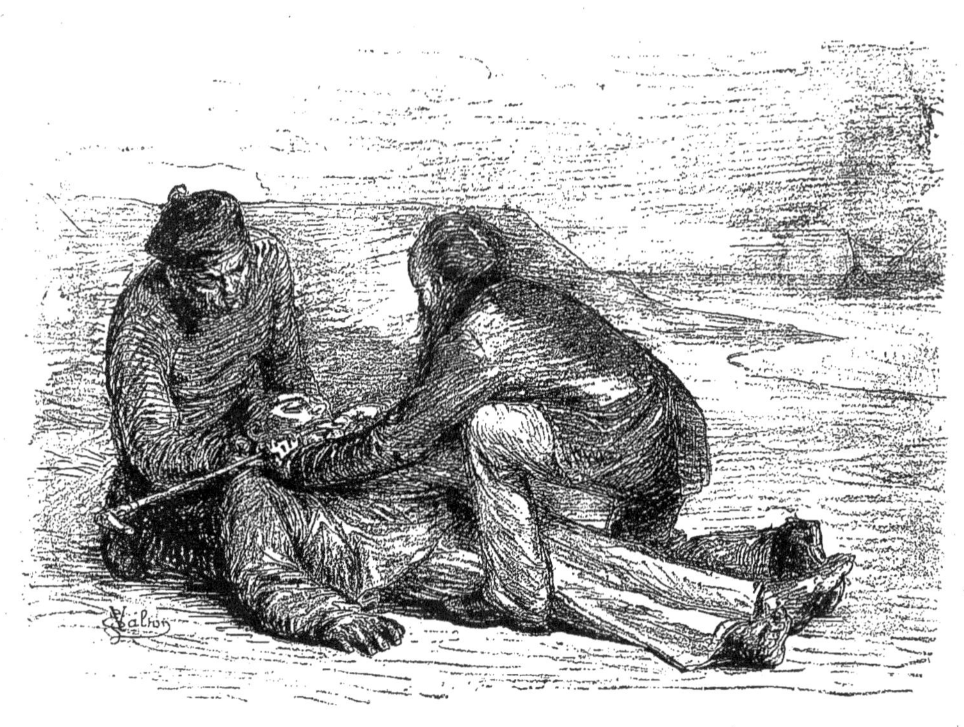

MANIÈRE DE PROCÉDER

AUX

TRACTIONS RYTHMÉES DE LA LANGUE

(MÉTHODE LABORDE)

DANS LA NOYADE ET LES DIVERSES ASPHYXIES

CONFÉRENCE

CHERS CAMARADES,

Puisque nous avons la bonne fortune aujourd'hui de couronner, comme Sauveteur émérite, un médecin distingué, Membre de l'Académie de médecine, inventeur d'un procédé nouveau et puissant de sauvetage, je saisirai cette occasion pour vous rappeler, en quelques mots, les meilleurs procédés connus et employés à ce jour.

En 1879, au Congrès international de sauvetage, je vous ai parlé, dans une première conférence, du traitement de l'asphyxie par l'oxyde de carbone, au moyen des inhalations de gaz oxygène et des injections sous-cutanées d'éther sulfurique.

En 1883, dans le hall de la gare du chemin de fer de l'Ouest, au Champ-de-Mars, je vous ai fait une seconde conférence sur les premiers soins à donner aux noyés. Devant un nombreux auditoire, j'ai répété la manœuvre de la respiration artificielle, d'après la méthode de Sylvester et de Pacini. Je vous ai parlé de tous les autres moyens de secours accessoires, frictions énergiques, insufflation de bouche à bouche ou avec un tuyau de pipe. Je vous ai indiqué l'emploi méthodique des médicaments usuels mis à votre disposition.

Enfin, en 1889, au Trocadéro, lors du dernier Congrès international de sauvetage, dans une conférence officielle et publique, j'ai résumé les premiers soins d'urgence à donner aux asphyxiés et aux noyés. Je vais aujourd'hui compléter ces instructions en vous exposant une méthode toute nouvelle, plus simple, plus rapide et plus active que toutes les autres, facile à appliquer par le premier venu, que la science médicale doit à notre distingué et dévoué confrère, M. le docteur Laborde, Membre de l'Académie de médecine.

La découverte du procédé remarquable que je vais vous décrire, remonte à l'année 1892, mais ce moyen n'a été mis en pratique réellement que depuis un an.

L'auteur dénomme ainsi son procédé : *tractions rythmées de la langue*, moyen rationnel et puissant de ranimer la fonction respiratoire et la vie. Voici le manuel de ce procédé :

Après avoir étendu le corps du noyé sur le dos, en laissant la tête basse, après avoir dégagé le cou en enlevant tous les vêtements qui l'entourent, il faut écarter les mâchoires, souvent contractées, soit avec les doigts, avec une cuiller, le bout d'une canne, un manche de couteau, ce que vous aurez sous la main.

Il est nécessaire de faire maintenir cet écartement par un aide, s'il s'en trouve un sur le lieu de l'accident, ou par l'interposition, entre les dernières dents, d'un corps dur et résistant.

Tout d'abord, introduisez profondément et rapidement l'indicateur dans l'arrière-gorge pour enlever les mucosités qui peuvent l'obstruer. Cette première manœuvre provoque souvent un vomissement abondant d'eau et de matières alimentaires qui dégage d'autant l'estomac.

Ces préliminaires accomplis, exécutez immédiatement le

procédé des tractions rythmées de la langue, suivant les indications précises de l'auteur :

Saisir solidement le corps de la langue, dans son tiers antérieur, entre le pouce et l'index, avec un linge quelconque, ou le mouchoir qu'on a dans la poche, pour éviter le glissement, au besoin avec les doigts nus, faire sortir la langue hors de la bouche et exercer sur elle, de quinze à vingt fois par minute, *de fortes tractions réitérées, successives, rythmées, suivies de relâchement*, en imitant les deux mouvements rythmés de la respiration elle-même.

Pendant les tractions, il importe de sentir que l'on tire sur la racine de la langue, qui s'y prête par son élasticité et sa passivité, surtout dans le cas de mort apparente.

Lorsqu'on commence à sentir une certaine résistance, c'est que la fonction respiratoire se rétablit et que la vie revient ; il se fait alors un ou plusieurs mouvements de déglutition, bientôt suivis d'une inspiration bruyante, que M. Laborde appelle le hoquet inspirateur, premier signe du retour à la vie.

Il est d'une importance capitale de continuer les tractions avec persistance, sans se laisser décourager, durant un temps assez long, le résultat pouvant encore être obtenu *après une demi-heure, une heure et plus* de l'emploi ininterrompu du procédé ; l'on peut, en ce cas, se relayer, si l'on a plusieurs aides auprès du noyé.

Au moment de votre manœuvre des tractions rythmées de la langue, si vous avez des aides à votre disposition, vous pourrez leur faire pratiquer simultanément la respiration artificielle en opérant des pressions rythmées et énergiques sur les deux côtés de la poitrine concentriquement et sur le ventre de bas en haut. Ces pressions sont faites quinze fois par minute, et suivies chaque fois d'un relâchement brusque et simultané.

L'opérateur qui agit sur la langue prononce le commandement : *une*, au moment où il pratique la traction, et le commandement : *deux*, lorsqu'il fait rentrer la langue dans la bouche.

Les pressions sur la poitrine et le ventre doivent commencer avec le commandement : *deux,* et cesser avec le commandement : *une.*

Un moyen auxiliaire que recommande spécialement M. le docteur Laborde, c'est l'application sur la région précordiale et sur la partie antérieure de la poitrine, d'une serviette pliée en compresse et mouillée avec de l'eau très chaude. Cette application ne tarde pas à provoquer la contraction du diaphragme et à rétablir la respiration.

Il est bien entendu qu'une fois la respiration revenue, on pourra donner tous les soins nécessaires au noyé pour rétablir la circulation et la chaleur, frictions énergiques sur tout le corps, briques chaudes, linges chauds, secs, couvertures de laine, etc.

Les phénomènes réflexes, c'est-à-dire le retour des mouvements respiratoires, auront d'autant plus de chances de se produire qu'ils seront plus tôt provoqués, il y a donc intérêt à ne pas s'attarder à des soins préliminaires, qu'on peut considérer comme accessoires.

Si l'opérateur est seul, dit l'habile docteur Maréchal, médecin-major au 2ᵉ régiment de pontonniers, il doit tout d'abord employer le procédé des tractions rythmées de la langue.

En voici la raison péremptoire : les rapports de la Commission de Londres sur les procédés de respiration artificielle, mentionnent que celui de Sylvester n'a jamais pu ramener la vie après une submersion d'une durée supérieure *à une minute et quart,* tandis que les expériences faites par M. Laborde et ses élèves ont démontré que le procédé découvert par lui avait été fréquemment suivi de succès, après une submersion continue notablement plus prolongée. D'ailleurs des observations rigoureuses, faites par des médecins distingués, ont prouvé que le procédé des tractions de la langue avait réussi là où le procédé de Sylvester avait échoué.

Il est important de vous rappeler deux signes qui vous permettront d'espérer que la mort n'est pas encore certaine, c'est

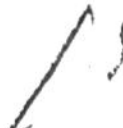

le serrement des mâchoires et le rétrécissement pupil-
laire.

Le docteur Laborde dit que ces deux signes réunis annoncent que les phénomènes de submersion, au moment du sauvetage, en étaient encore à cette période où l'entrée de la glotte fermée par une contraction spasmodique réflexe n'a pas encore cédé à l'effraction imminente et donné passage à l'eau dans les bronches, inondation bronchique qui produit les désordres irrémédiables consécutifs à l'asphyxie. La cavité de l'estomac reste seule envahie et peut apporter, par la gêne excessive du diaphragme, un obstacle sérieux au rétablissement de la fonction respiratoire. Aussi le vomissement provoqué, au début de la manœuvre, par l'introduction du doigt dans l'arrière-gorge, est-il très utile et salutaire.

Le docteur Laborde a constaté nettement ce fait sur un noyé, traité en vain par tous les moyens habituels. Encouragé par l'existence de ces deux symptômes, serrement des mâchoires et rétrécissement pupillaire, il n'a pas hésité à appliquer le procédé des tractions de la langue, et, au grand étonnement de deux médecins présents, il a réussi à rappeler à la vie ce véritable agonisant.

La première manifestation du retour à la vie est constituée invariablement par une légère contraction du diaphragme, au creux épigastrique, précédée d'un hoquet inspirateur, bientôt suivie de plusieurs autres contractions plus accentuées ; ensuite surviennent les mouvements thoraciques, ainsi que les battements du cœur et la sensibilité de la cornée.

Il vous intéressera peut-être de connaître le mécanisme physiologique de cette curieuse méthode, si active dans ses résultats. Le voici : la base de la langue se trouve par ses nerfs sensitifs en communication avec le bulbe rachidien, cette partie si importante du système nerveux, qui relie le cerveau à la moelle épinière, et qui est pour ainsi dire le foyer de la vie, car il préside à la fonction de la respiration ; c'est là que réside et se concentre la dernière lueur de l'existence menacée et défaillante. Les tractions rythmées de la langue réveillent l'énergie presque éteinte des nerfs chargés d'animer et de faire contracter les muscles inspirateurs et expirateurs. Si vous arrivez encore assez à temps, ce procédé aussi simple que puissant rappellera la force excito-motrice et la fonction la plus nécessaire à la vie, la respiration et par suite la circulation.

Je vous livre donc, chers Camarades, une arme puissante, un procédé nouveau, aussi simple qu'actif, sans danger, facile à appliquer par tout le monde, pour combattre utilement et énergiquement les résultats mortels et définitifs de l'asphyxie, au moment suprême où elle est encore curable.

Ce procédé remarquable compte déjà de nombreux et variés sauvetages.

Il a été employé dans tous les cas d'asphyxie, par submersion, par le gaz d'éclairage, par le gaz des égouts, des fosses d'aisances, dans les cas de syncope grave, de suffocation imminente à la suite de l'opération de la trachéotomie, à la suite d'accès d'asthme, à la suite du foudroiement par de violents courants électriques, dans des cas de strangulation, de pendaison.

Un grand nombre de nouveau-nés venant au monde inertes, asphyxiés, ont été rappelés à la vie par cette manœuvre si simple et si efficace.

J'en appelle aux mères de famille ici présentes et je les conjure d'appliquer ce moyen sans danger, en attendant le médecin, dans des cas urgents, comme dans des syncopes causées par des convulsions, par des toux nerveuses et suffocantes, comme celle de la coqueluche, dans des suffocations violentes, à la suite de corps étrangers pénétrant par mégarde dans les voies respiratoires.

Elles n'ont rien à craindre de ce procédé, qui ne s'oppose pas à l'application d'autres moyens usités en pareil cas, et qui peut amener un résultat prompt et favorable.

En terminant, chers Camarades, je ne saurais trop vous engager à lire le curieux volume du docteur Laborde, sur les tractions rythmées de la langue, édité par Félix Alcan. Il vous intéressera vivement par les faits dramatiques et les résurrections véritables qu'il raconte; de plus, il vous instruira comme le meilleur manuel de sauvetage.

Un dernier mot encore, chers Camarades. A l'Assemblée générale du 18 février dernier, vous avez bien voulu par un vote unanime, renouveler pour une sixième fois et une période de trois ans, mon mandat de Médecin en chef et d'Administrateur.

Permettez-moi de vous remercier publiquement de cette marque touchante de parfaite confiance et de vive sympathie. Comme je vous le disais ce jour-là, je vous suis dévoué corps et âme, et je vous le répète, du fond du cœur, je veux vivre et mourir en Sauveteur. *(Vifs applaudissements.)*

10-94 2373. — Paris, Typ. Morris Père et Fils, rue Amelot, 64.

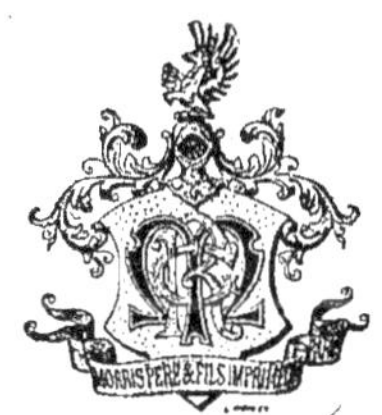
MORRIS PÈRE & FILS IMPRIMEURS